Oralee Wachter

Heimlich ist mir unheimlich

Aus dem Amerikanischen von Edith Heuser
Bilder von Barbara Gräcmann

DONNA VITA

Originaltitel: No more secrets for me
Little, Brown and Company, Boston

Die Deutsche Bibliothek – CIP-Einheitsaufnahme
Wachter, Oralee:
Heimlich ist mir unheimlich / Oralee Wachter.
Aus dem Amerikan. von Edith Heuser. – 2. Aufl. – Berlin :
Donna Vita, 1993
ISBN 3-927796-07-7

Willibald-Alexis-Straße 1
1000 Berlin 61

2. Auflage 1993, 8.-16.Tsd.

Druck: Clausen & Bosse, Leck

Es sollte nicht sein - und trotzdem geschieht es: Jemand, den du gut kennst, oder jemand, den du magst, oder jemand aus deiner eigenen Familie faßt dich an, und es ist dir nicht angenehm. Es ist nicht so schön wie Kuscheln und Händehalten, es tut nicht gut wie Schmusen. Du fühlst dich nicht geborgen. Es ist anders, als wenn einer, den du lieb hast, den Arm um dich legt.

Wenn irgendwer dich auf eine Weise berührt, die dir unangenehm ist, dann beunruhigt dich das vielleicht. Es kann sein, daß du dich überwältigt oder da zu gezwungen fühlst. Vielleicht verlangt er das Versprechen von dir, niemandem etwas davon zu erzählen und die Berührung als ein "Geheimnis" für dich zu behalten. Diese Geschichten zeigen dir, wie du auf dich achtgeben kannst, wenn jemand dir, einer deiner Freundinnen oder einem deiner Freunde zu nahe tritt.

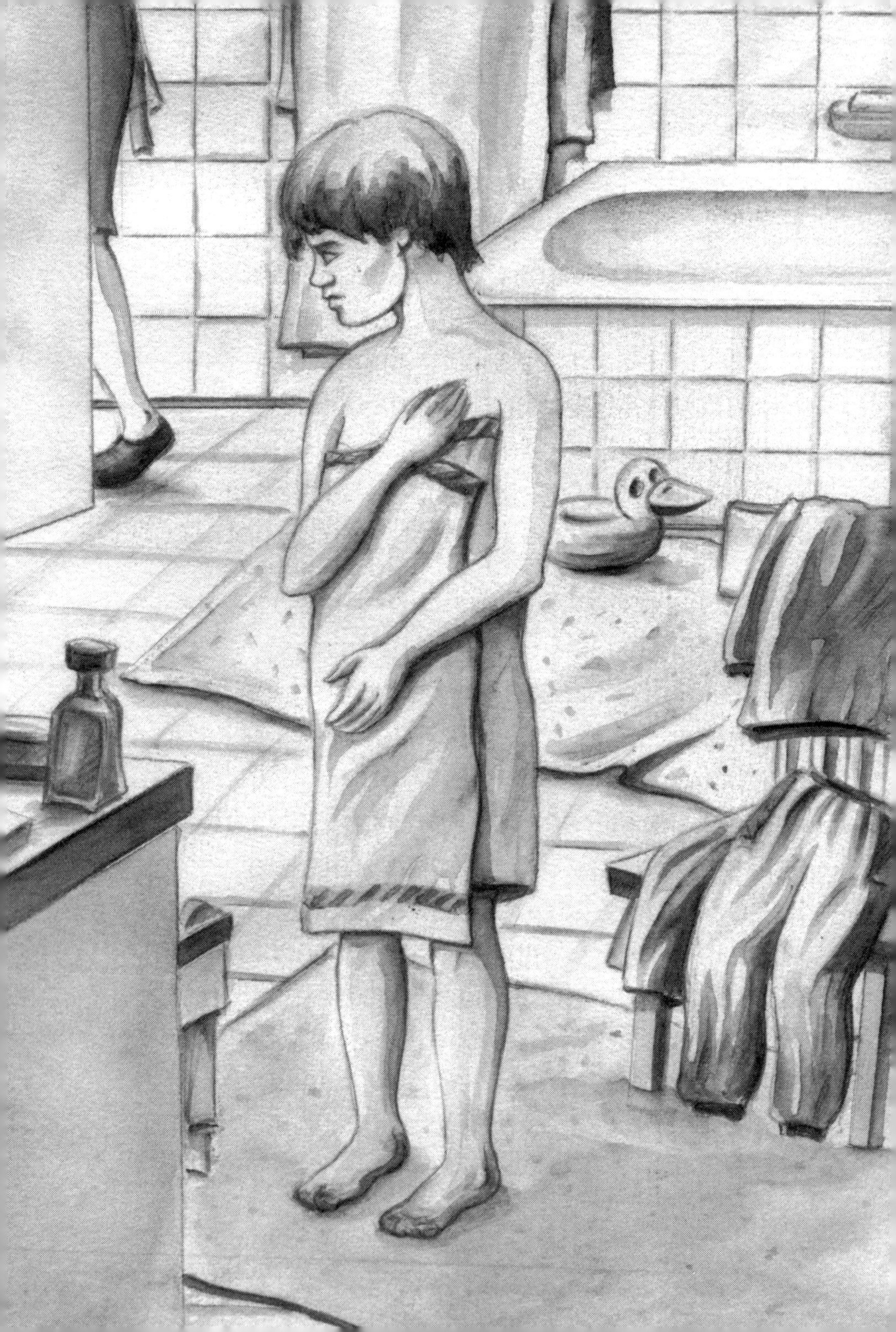

Ich will dir nur helfen

Thomas kam nach Hause, patschnaß vom Regen. Terry war schon da und wartete auf ihn. Sie kam jeden Tag und sorgte für ihn, bis seine Mutter von der Arbeit nach Hause kam. Thomas nannte sie scherzhaft seinen "Babysitter".
"Hallo, Thomas", rief Terry. "Zieh schnell deinen Regenmantel aus. Du tropfst ja! Überall, wo du stehenbleibst, bilden sich kleine Pfützen!"
Thomas holte die Blätter mit den Hausaufgaben aus der Tasche seines Regenmantels und besah sich die zerlaufene rote Tinte darauf. Heute wird nichts aus den Schulaufgaben, dachte er.
"Du bist wirklich völlig durchnäßt!" sagte Terry. "Wie wär's mit einem schönen heißen Bad?"
Thomas war überrascht. Gewöhnlich gab es erst etwas zu essen.
"Wieso ein Bad?" protestierte er. "Was soll das? Ich bin naß genug."
Aber Terry war schon im Badezimmer und ließ Wasser in die Wanne laufen. Sie zog

ihm den Pullover über den Kopf und wollte ihm eben die Hose abstreifen, als das Telefon läutete. Sie lief hin, um den Hörer abzunehmen.
"Ich kann mich selbst ausziehen!" murrte Thomas, schloß die Tür hinter sich, warf all seine Kleider auf den Boden und glitt ins warme Wasser.
Das tat gut!
Er wußte, daß Terry sich mit ihrem Freund Robert unterhielt. Das tat sie jeden Tag endlos lange.
Aber schließlich legte sie wieder auf und rief laut: "Thomas, zieh den Stöpsel raus, eh' das Wasser kalt wird!"
Einen Augenblick später kam sie ins Badezimmer, ergriff ein Badetuch, hüllte Thomas hinein und fing an, ihn abzurubbeln.
"Laß das, Terry, das mach ich schon allein. Warte in der Küche auf mich!" sagte Thomas unmutig.
Terry sah ihn kurz an und lachte dann.
"Thomas", sagte sie, "ich glaube, du schämst dich, nicht wahr? Vielleicht, weil du nackt bist? Das ist ganz dumm. Ich weiß, wie Jungens aussehen. Ich habe selbst zwei

Brüder. Die laufen die meiste Zeit zu Hause halbnackt herum. Das macht doch nichts."

"Aber mir macht's was, Terry, ich kann das nicht leiden."
Als seine Mutter heimkam, war er noch immer schlecht gelaunt.
"Ich will gar nicht, daß Terry noch länger zum Aufpassen herkommt.", erklärte er.
"Und warum nicht?" fragte seine Mutter. "Ich dachte, du hast sie gern?"
Thomas war verwirrt. Er wußte nicht, wie er sich ausdrücken sollte. Er hatte Terry wirklich gern, abgesehen davon , daß sie ständig hinter ihm her war, auch wenn er einmal allein sein wollte. Sie klopfte niemals an die Badezimmertür, wenn er darin war, sie ließ ihn nicht allein, wenn er sich auszog.
Seine Mutter nahm ihn in den Arm und drückte ihn an sich.
"Erzähl es mir, Thomas. Wenn du dich über irgend etwas ärgerst, dann möchte ich wissen, worüber. Vielleicht kann ich dir helfen."
"Also..." fing er an, "ich mag nicht, wenn Terry mich auszieht. Ich mag es auch nicht,

wenn sie mich abtrocknet. Oder daß sie immer reinkommt, wenn ich in der Badewanne liege."
"Das kann ich verstehen", sagte seine Mutter, "hast du schon einmal mit ihr darüber gesprochen?"
"Das hat überhaupt keinen Zweck", antwortete er, "sie will mir nicht zuhören. Sie sagt, ich sei bloß albern. Kannst du nicht einen anderen Babysitter als Terry finden?"
"Aber sicher kann ich das, Thomas", sagte die Mutter. "Wenn wir Terry nicht dazu bringen können, daß sie dir zuhört und deine Gefühle respektiert, dann werde ich mich nach jemand anderem umschauen. Aber zuerst muß ich mit ihr sprechen und ihr alles erklären."
"Was willst du ihr denn sagen?" fragte Thomas.
"Ich werde etwa so sagen: Thomas und ich möchten, daß Sie Thomas betreuen. Aber nur dann, wenn Sie auf seine Gefühle Rücksicht nehmen. Das heißt, Sie sollen ihm zuhören, wenn er Sie um etwas bittet. Sie sollen ihn allein lassen, wenn er sich wäscht und an- oder auszieht. Na, wie findest du das?"

"Blöd. Ich hab dir doch gesagt, sie hört nicht zu!"
"Das wissen wir doch gar nicht, Thomas, bevor wir es versucht haben. Ich werde jedenfalls heute abend mit Terry reden."

Als Thomas am nächsten Tag aus der Schule nach Hause kam, war Terry da wie gewöhnlich und arbeitete in der Küche.
"Hast du Hausaufgaben auf?" fragte sie.
"Ja, buchstabieren und Wörter schreiben."
"Wir machen zuerst ein bißchen Popkorn, und dann werde ich dich abfragen. Recht so?"
"Ja, gut", sagte Thomas.
Terry goß Öl in die schwarze Bratpfanne, und Thomas schüttete die Maiskörner hinein. Dann setzte er den Deckel auf die Pfanne. Terry schaltete die Herdplatte an.
"Rat mal, was gestern los war!" sagte Terry.
"Na, was denn?" fragte Thomas.
"Deine Mutter und ich haben uns miteinander unterhalten. Ich wußte gar nicht, wie du über gewisse Dinge denkst."
Die ersten Maiskörner blähten sich auf. Thomas zog die schwere Pfanne vom Feuer. Es war ihm etwas unbehaglich, gerade darüber zu sprechen.

"Von jetzt an werde ich vorsichtiger sein. Ich möchte doch, daß du dich wohl fühlst. Abgemacht?"
"Abgemacht", sagte Thomas. Plötzlich waren alle Körner aufgegangen. "Jetzt bist du dran, Terry. Meine Hand ist schon ganz lahm."
"Recht so", sagte Terry, "ich helfe dir."

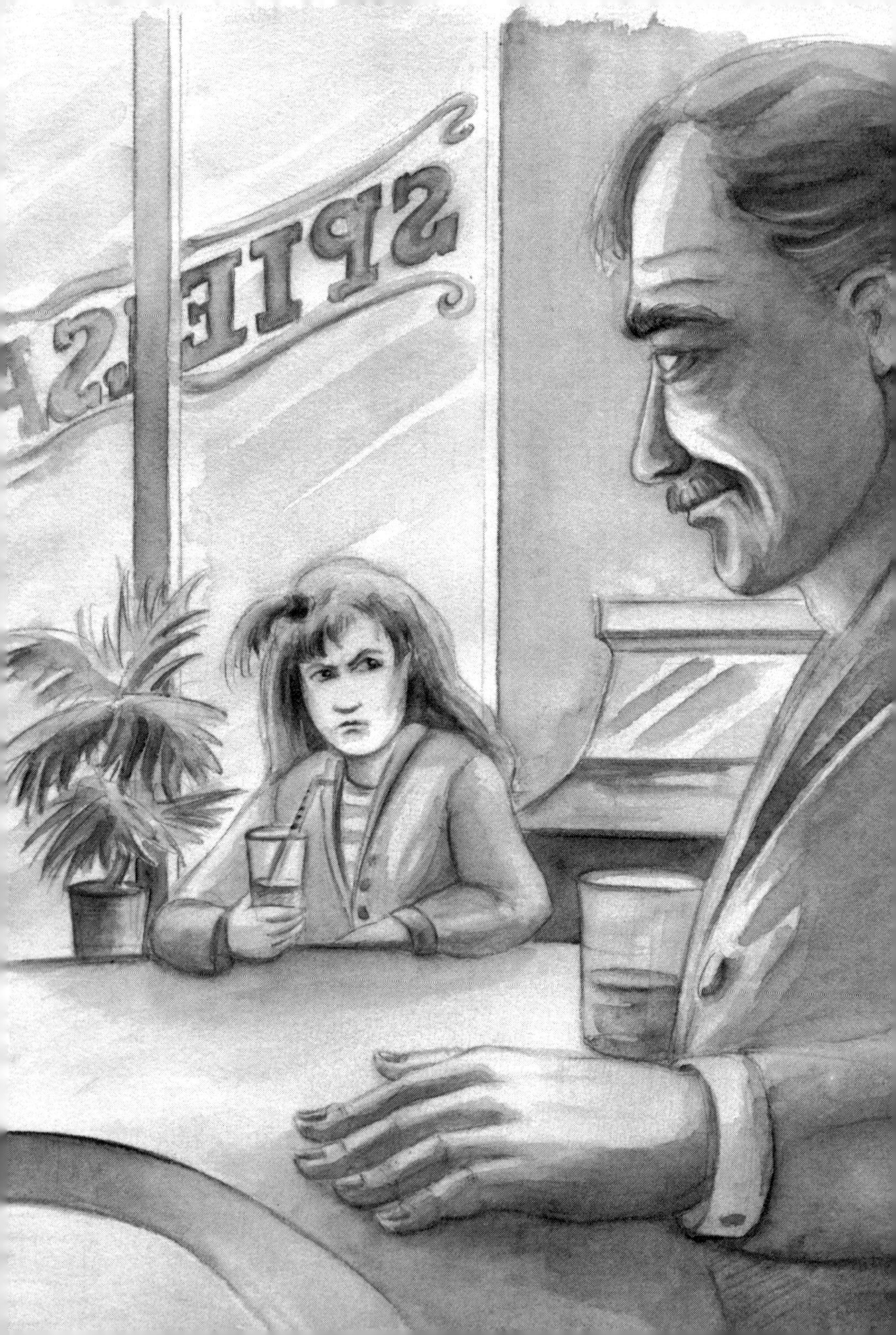

Für alle Fälle

Samstag morgens räumte Nicky ihr Zimmer auf. Sie zog die Bettwäsche ab und brachte sie hinunter in die Waschküche. Bevor sie die Wäsche in die Maschine stopfte, tastete sie mit der Hand den Boden der Waschtrommel ab - nur so, für alle Fälle.

Sie fühlte eine dünne Münze, schob sie vor und holte sie heraus. Ein gutes Zeichen, dachte sie und steckte das Geldstück in die Tasche.
Wieder in ihrem Zimmer, nahm Nicky sämtliche Sachen, die sie während der Woche getragen hatte, räumte alle Taschen aus und häufte das Kleingeld, das sie gefunden hatte, auf die Matratze. Fünf Mark siebenundsiebzig! Das war genug für vier, ja vielleicht sogar für fünf Videospiele, wenn sie auf eine Cola verzichtete.
Nicky war ganz versessen auf Videospiele. Sie freute sich fünf Schultage lang auf den Samstag. Dann spielte sie in Majas Spielhalle."Tschau, Mami, ich gehe!" rief sie ihrer Mutter beim Hinausgehen zu.

"Hast du dein Zimmer aufgeräumt?"
"Ja doch. Blitzeblank!" Und dann, nur so für alle Fälle, "kann ich bitte zwei Mark haben?"
Die Mutter lächelte auf ihre ganz besondere Art.
"Nichts da", sagte sie.
"Eine Mark?" fragte Nicky. "Ich werde wirklich immer besser." Die Mutter schüttelte den Kopf.
Sie wußte, daß Nicky unbedingt TOP 10 erreichen und die Anfangsbuchstaben ihres Namens auf den Videoschirm setzen wollte.

"Ich bin das erste Mädchen, das so was kann: Nicky Einstein. Ich komme direkt nach GGG. Er hält sich für den GRÖSSTEN."

"Aber nicht mit meinem Geld!" sagte ihre Mutter.
Nicky machte einen letzten Versuch: "Oder wenigstens fünfzig Pfennige?"
"N wie Nicky, EIN wie..."
"Wie Einstein. NEIN."
Nicky brachte den Satz zu Ende. Den hatte sie oft genug gehört, um genau zu wissen, daß Bitten keinen Zweck mehr hatte.

"Um fünf Uhr bin ich wieder da. Bis dann also!"
Keiner ihrer Freunde war in Majas Spielhalle, als sie kam, keiner außer dem alten Gustav.
"Hallo Nicky", rief er ihr zu, "heute bist du ja schon früh hier."
"Guten Tag, Herr Tresant", sagte Nicky.
Jeder kannte Gustav. Er war früher Musiklehrer gewesen, jetzt aber verbrachte er die meiste Zeit in Majas Spielhalle und plauderte mit den Kindern. Er war immer sehr freundlich zu ihnen.
Manchmal kaufte er ihnen eine Cola oder eine Pizza. Es gab Kinder, die sich hinter seinem Rücken über ihn lustig machten, aber Nicky tat er leid. Er hatte ihr einmal erzählt, daß sie ihn an seine Enkelin erinnere. Aber seine Enkelin lebte weit entfernt von hier.
"Heut' ist mein Glückstag! Heut' bring ich's auf TOP 10!"
"Ich weiß, daß du das kannst, Nicky", sagte Gustav und lächelte ihr zu. "Hier hast du noch zwei Mark - geh und mach ein Spiel für mich!"

"Aber nein - ich brauche kein Geld, ich hab genug."
Nicky steckte ein Markstück in den Apparat und beobachtete die Punkttafel. TOP 10 zeigte an: REYT WP MT MEK WSL SFH VB PKC ACR GGG. Diese drei Buchstaben - GGG - standen für Großer Georg Glaser. Sie konzentrierte sich ganz auf das Spiel. Da kamen Georg, Kurt und einige andere Freunde herein. Sie war bei 32 000, und die Sache lief gut. Aber dann Uff.. Plopp... Sie hatte verloren.
"Bist du fertig?" fragte Georg.
"Nein - noch nicht", antwortete sie.
"Komm schon", sagte er, "das kriegst du nie hin."
Aber Nicky spielte weiter. Kurt und Georg standen neben ihr und beobachteten genau jede Bewegung, die sie machte. "Paß auf! Da oben! Links! Links! Huuh!" Dann, ganz plötzlich, war das Spiel vorüber, und sie hatte 68 000 Punkte. Na ja, schon gut. Aber nicht gut genug.
"Hab ich dir's nicht gesagt!" rief Georg aufgeregt.
"Also..." fügte Kurt hinzu, "damit

verschwendest du bloß deine Zeit!"
Georg schob sich an Nicky vorbei, stellte sich einfach vor sie hin und übernahm das Spiel.
"Bist du fertig?" fragte er.
Er spielte schon, als Nicky sagte: "Also dann, mach du es!"
Nicky sah ihre Freunde in einer Ecke sitzen und ließ sich neben ihnen auf die Bank fallen.
"Darf ich mal von deiner Cola trinken?"fragte sie und griff nach Petras Cola. "Eben hätte ich es fast geschafft."
Petra schob Nicky das Glas hinüber. "Wir wollen uns im Kino drüben E.T. ansehen. Kommst du mit?"
"Schon wieder?" fragte Nicky. "Ich habe es bereits zweimal gesehen und... überhaupt, ich habe gar kein Geld"
"Geld kann ich dir leihen. Komm doch mit, Nicky."
"Nein, lieber nicht"
Petra warf ihr einen raschen Blick zu. "Schon gut. Dann sehen wir uns vielleicht hinterher."
Als sie allein in der Ecke hockte, hörte Nicky einen Jubelschrei drüben bei den Video-

kästen. Ohne hinzusehen wußte sie, daß Georg wieder ein Spiel gewonnen hatte. Ich könnte eigentlich nach Hause gehen, dachte sie. Hat doch keinen Sinn, hier herumzugammeln.
"Na, Nicky, was hast du denn?" Das war Gustav. "Setz dich einen Augenblick her zu mir." Er klopfte mit der Hand auf den Platz neben sich. "Was hältst du von einer Cola?"
"Ja gern." Nicky setzte sich ihm gegenüber auf die Bank.
Gustav holte eine Flasche Coca-Cola und setzte sich neben sie. "Wenn du nicht zu mir kommen willst, dann muß ich eben zu dir kommen", sagte er. "Nun erzähl mal - ist was schiefgelaufen? Du siehst so niedergeschlagen aus."
"Ich hab heute wohl doch keinen Glückstag", sagte sie. "Ich hab es nicht auf TOP 10 gebracht."
Gustav rückte näher an sie heran und legte seinen Arm um ihre Schultern. "Das ist doch nicht schlimm, Nicky", meinte er, "du brauchst nur noch etwas Übung. Hier hast du ein bißchen Extrageld. Probier es noch mal."

Nicky blickte erst auf das Geld und dann in Herrn Tresants lächelndes Gesicht. Aber das Lächeln war nicht mehr warm und freundlich. "Das geht schon in Ordnung, Nicky, du kannst das Geld ruhig nehmen", sagte er. "Ich mag alle Kinder, aber dich hab ich besonders gern."
Nicky hatte mit einem Mal ein sonderbares Gefühl. Den Arm um ihre Schultern mochte sie nicht, auch wenn es der Arm des alten Gustav war. Er tat ihr auch nicht mehr leid. Sie wollte nur noch fort, fort von ihm und hinaus. Sie versuchte, sich von ihm zu befreien. "Ich muß heim, Herr Tresant, bitte lassen Sie mich los!" "Aber du hast ja deine Cola noch gar nicht getrunken. Sei nicht so eilig", sagte er.
"Aber ich will nicht. Ich will auch das Geld nicht. Ich will jetzt nach Hause!" entgegnete Nicky, als der alte Gustav noch ein wenig näher an sie heranrückte.
"Ja aber willst du denn nicht weiterspielen..."

Sie wartete nicht ab, bis er den Satz zu Ende gesprochen hatte. Sie rutschte unter den Tisch und kroch auf der anderen Seite

wieder hervor. "Nein!" sagte sie laut und ging schnell nach draußen.
"N wie Nicky, EIN wie Einstein. NEIN, NEIN", sagte sie sich immer wieder vor, auf dem ganzen langen Weg nach Hause. Als sie zur Tür hereinkam, fragte ihre Mutter: "Na, hat's geklappt?"
"Nein, diesmal noch nichts. Überhaupt - nichts hat geklappt, nichts, gar nichts!"
Nicky erzählte ihrer Mutter von Herrn Tresant und wie er sich ihr gegenüber benommen hatte.
"Ich hatte gleich so ein komisches Gefühl, Mami, als er mich so an sich drückte. Ich hätte das Geld gern gehabt, aber irgendwie kam es mir nicht richtig vor. Ich mußte einfach nein sagen - nur so für alle Fälle, weißt du."
"Ich bin sehr froh, daß du soviel gesunden Menschenverstand hattest, nein zu sagen und wegzugehen. Er dürfte dir kein Geld anbieten, und er hat dich nicht anzufassen - weder dich noch deine Freunde."
"Was heißt gesunder Menschenverstand, Mami?"
"Der gesunde Menschenverstand sagt dir,

was da vorgeht, und du sprichst es dann aus, laut genug, daß der Betreffende es hört."
Die Mutter nahm Nicky in die Arme und drückte sie liebevoll an sich. Auch Nicky hielt ihre Mutter ganz fest. Es tat gut, von jemandem lieb gehalten zu werden, den man selbst so lieb hatte.

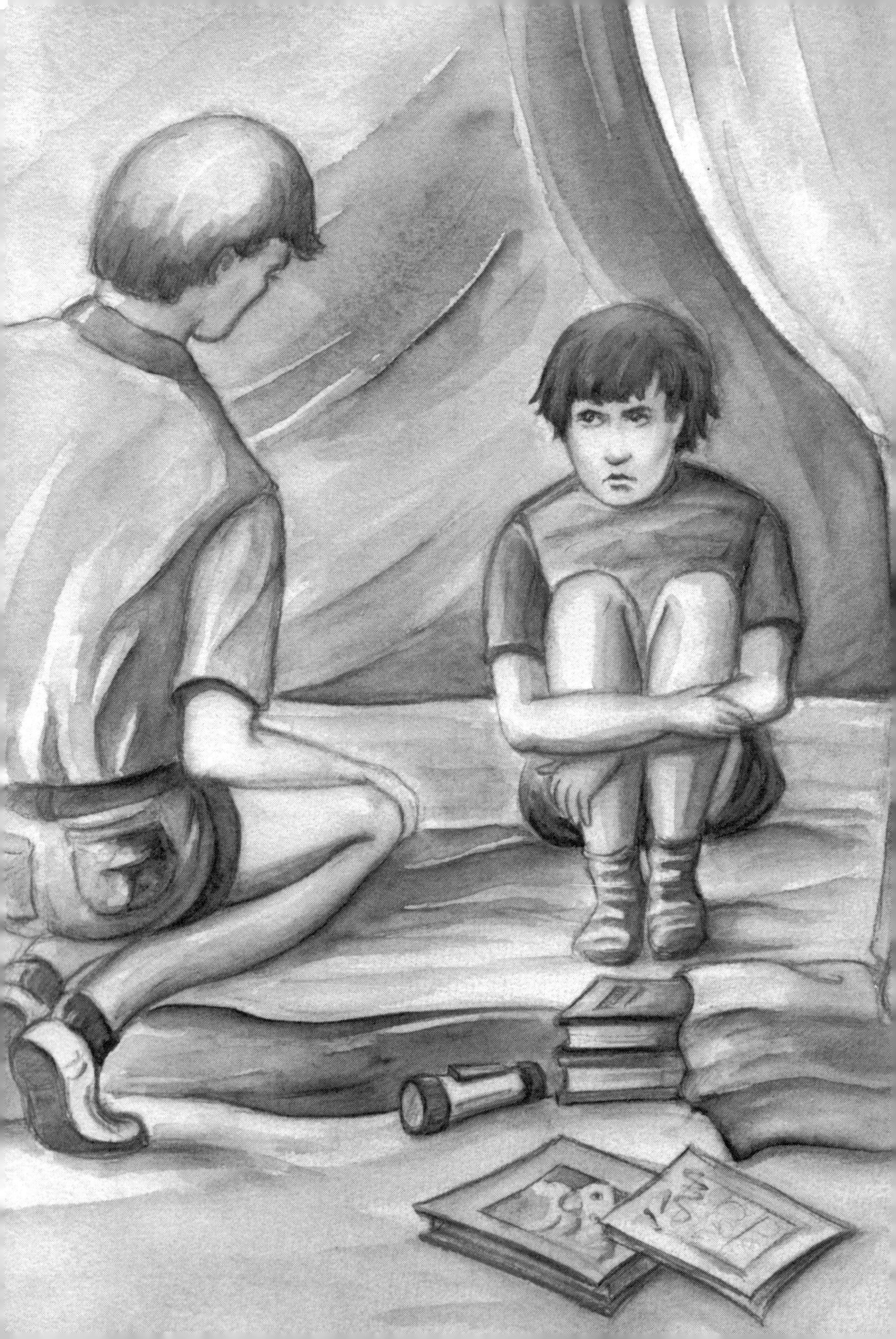

Wenn du nicht mitmachst...

Hans war noch nie über Nacht von daheim fort gewesen. Aber jetzt war es soweit: Eine Woche lang sollte er mit den anderen Jungens im Zeltlager bleiben. Wenn es stimmte, was Martin, der Jugendleiter sagte, würden sie den großen Mannschaftspreis gewinnen - vorausgesetzt, jeder von ihnen würde alles ohne Ausnahme mitmachen.

Hans mochte die beiden Jugendleiter gern. Martin schichtete jeden Abend einen mächtigen Holzstoß auf und setze ihn mit nur einem einzigen Streichholz in Brand. Die Jungens nannten ihn den "Schnellzünder". Der zweite Jugendleiter war Vinzenz. Er konnte den Ball jedesmal mit einem Wurf ins Tor schlagen. Er war ein prima Kerl.
Es gab allerdings auch ein paar Sachen im Lager, die Hans nicht gefielen. Er war es nicht gewöhnt, mit so vielen Leuten am Tisch zu sitzen, riesige Schüsseln mit Kartoffeln und Soße weiterzureichen und sich heiße Würstchen aus dem Haufen zu greifen. Außerdem lief er nicht gern ohne

Kleider an den andern Jungens vorbei, um unter die Dusche zu gehen. Er haßte es, seine Seife und sein Handtuch an Otto auszuleihen, der nie seine Sachen finden konnte. Aber er tat es, weil er alles richtig mitmachen wollte.

Jeden Nachmittag gingen die Jungens zum Schwimmen. Am Dienstag nachmittag zog Hans zwar seine Badehose an, aber als alle mit Vinzenz zum See hinunterliefen, blieb er zurück. Er wollte einmal seine Ruhe haben. In dem dämmrigen, kühlen Zelt warf er sich auf sein Bett. Es tat gut, allein zu sein.
"Bist du hier, Hans?" Das war Martin, der hereinspähte. "Was machst du da? Warum bist du nicht am See?"
"Kann ich das Schwimmen heute nicht mal auslassen, Martin? Ich habe keine Lust dazu", sagte Hans kläglich. "Was ist los mit dir? Hast du Heimweh?" fragte Martin.
"Kann schon sein. So'n bißchen", antwortete Hans.
"Ich weiß, wie das ist. Ich hab auch manchmal Heimweh, wenn ich im Sommer so lang hier bin."
"Du auch?"

"Aber ja. Ich vermisse die Pizzas und den Sport im Fernsehen! Und Teddy."
"Wer ist Teddy?" fragte Hans.
"Teddy ist mein Hund", erwiderte Martin. "Er ist mein bester Frend, ein lieber Kerl. Der würde gern hier herumtoben!"

"Warum hast du ihn denn nicht mitgebracht?"
"Das dürfen wir nicht, es ist gegen die Vorschriften. Hier sind Hunde nicht zugelassen." Martin setzte sich neben Hans auf das Bett und fügte hinzu: "Und du darfst jetzt nicht hier sein. Das weißt du doch, nicht wahr?"
"Ich denk schon." - "Du kriegst Ärger, wenn ich das weitersage. Aber ich tu's nicht. Das geht nur uns beide an. Recht so?"
"Danke", murmelte Hans.
"Dann kannst du jetzt was für mich tun. Wie wär's mit einem netten Spiel, damit ich auch einen Spaß habe?"
"Gern", sagte Hans. "Was sollen wir spielen?"

Da tat Martin etwas ganz Sonderbares. Er zog seine Badehose und sein T-Shirt aus und setzte sich nackt auf Hansens Bett.

"Zieh zuerst mal deine Badehose aus. Dann zeig ich dir, wie das Spiel weitergeht."
Hans fand das unsinnig. Er schüttelte den Kopf. "Nein."
"Wovor hast du Angst? Ich tu dir nicht weh", sagte Martin drängend.
"Vor nichts", antwortete Hans. "Ich mag einfach nicht."
Aber Martin blieb ruhig und sagte: "Ist doch bloß ein Spiel. Ich tu ja gar nichts."
"Warum soll ich mich denn dann ausziehen?" fragte Hans, der sich inzwischen sehr unbehaglich fühlte.
"Ich will dich nur anschauen. Komm schon, mach mit!"
"Nein!" schrie Hans, sprang vom Bett und hielt seine Badehose so fest er nur konnte.
"Na, da werde ich Vinzenz doch wohl sagen müssen, daß du dich vor dem Schwimmen drücken willst", meinte Martin. "Der wird schön wütend auf dich sein.."
Hans merkte, daß er in der Falle saß. Warum tat Martin das? Er hatte ihn für einen Freund gehalten. Was sollte das alles nur bedeuten?

Hans sprang aus dem Zelt und rannte in das Waldstück beim See. Er sah Vinzenz und die

Jungens, die miteinander Rettungsschwimmen übten. Und er sah Martin, der zu Vinzenz trat und mit ihm sprach. Hans erschrak. Worüber mochten sie reden? Er fühlte, wie sein Herz klopfte, Tränen traten in seine Augen. Er weinte immer noch, als Vinzenz ihn schließlich fand.

"Wo warst du? Ich hab Martin losgeschickt, um dich zu suchen", sagte er.
"Er hat mich gefunden", antwortete Hans beklommen.
"Fehlt dir was? Warum weinst du?"
Hans wußte nicht, ob er Vinzenz erzählen könne, was geschehen war. Wenn er nun Ärger bekam, weil er nicht mitgemacht hatte? Und wenn Martin versuchte, ihn noch einmal hereinzulegen? Aber dann platzte er mit seiner Geschichte heraus.
"Es ist wegen Martin", erzählte er. "Ich solle mich ganz nackt ausziehen, hat er gesagt, es wäre ein Spiel, und ich würde Ärger bekommen, wenn ich nicht mitmache."

"Hat Martin das wirklich gesagt?" fragte Vinzenz ernst. Hans nickte.
"Die Erwachsenen tun manchmal Dinge, die

schwer zu verstehen sind", erklärte Vinzenz. "Ich werde mit ihm sprechen und das in Ordnung bringen."
Aber Hans war immer noch bekümmert. "Ich will aber nicht, daß Martin Schwierigkeiten bekommt", schluchzte er.
"Nun hör mir mal zu, Hans. Keiner hat das Recht, dich zu einem Spiel zu zwingen, das deine Gefühle verletzt oder ein Spiel mit dir zu machen, das du nicht magst. Es war richtig, daß du es mir erzählt hast. Und ich will nicht, daß du noch länger traurig darüber bist. Ich bin dazu da, um dir zu helfen, mit solchen Dingen fertig zu werden.
Verstanden?"
Vinzenz nahm Hans bei der Hand und watete ein paar Schritte mit ihm in den See hinein.
"Was geschieht mit Martin?" fragte Hans.
"Ich weiß es noch nicht", antwortete Vinzenz.
"Aber das ist Martins Sache, nicht deine.
Deine Sache ist es jetzt, das Rettungsschwimmerabzeichen zu bekommen. Und nun spring!"

Hans fühlte, wie ihm ganz leicht zumute wurde. Er schoß ins Wasser und kraulte zum Floß hinüber.

Vielleicht würde seine Jugendgruppe in diesem Jahr keinen Preis bekommen, dachte er. Aber es schien ihm nicht mehr wichtig.

Nach wie vor gefiel es Hans nicht besonders, mit so vielen Leuten zusammen zu essen oder gemeinsam mit den anderen Jungens unter die Dusche zu gehen. Doch das Rettungsschwimmerabzeichen bekam er.

Wichtiger aber war, daß er gelernt hatte, nein zu sagen und sich trotzdem nicht auszuschließen. Er freute sich schon darauf, im nächsten Jahr wieder zu kommen. Dann wollte er lernen, den Ball mit einem einzigen Wurf ins Tor zu schlagen.

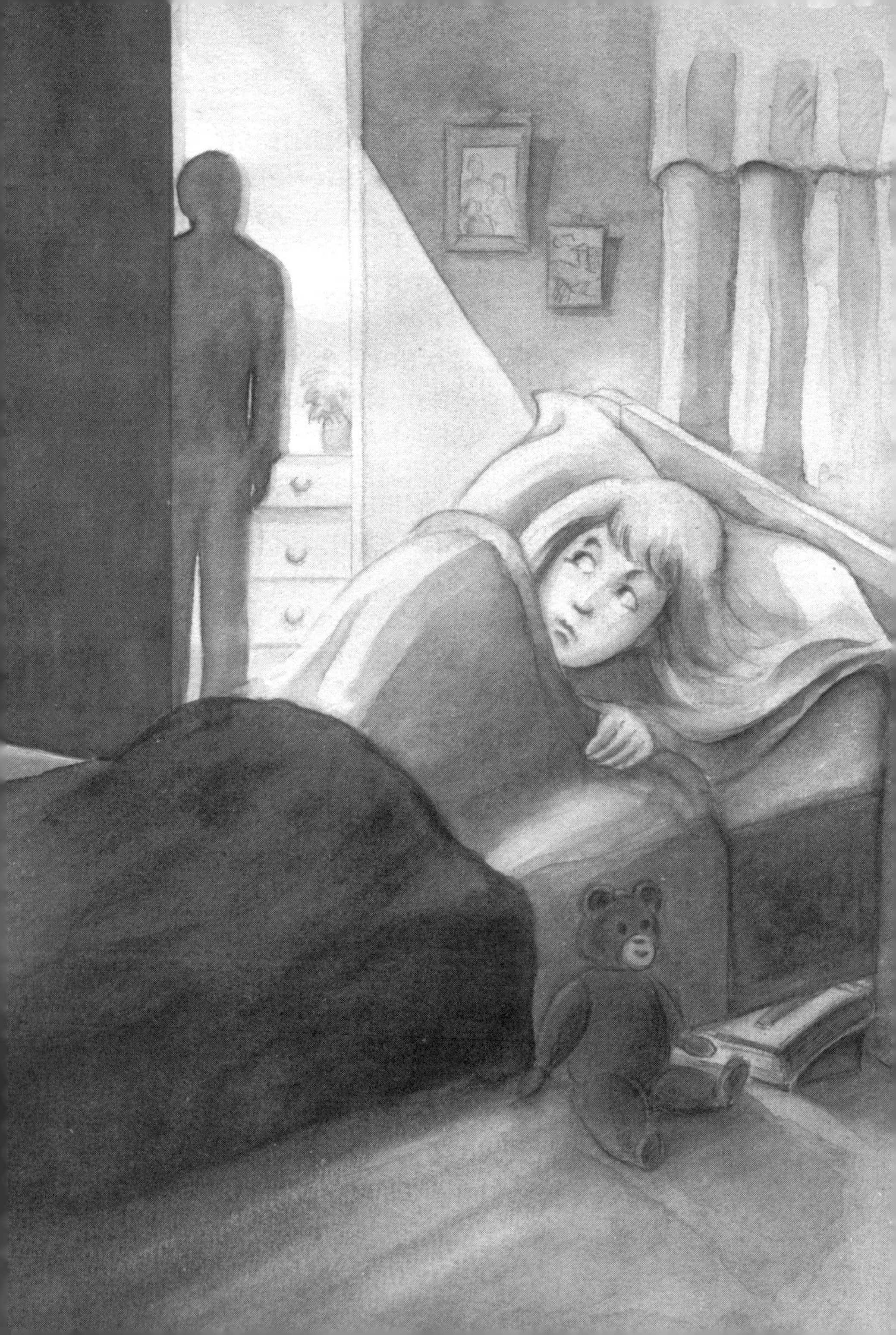

Versprich, daß du's nicht weitersagst

Marion streifte das Nachthemd über und schlüpfte unter die Decke. Es war noch nicht spät, und sie liebte diese Zeit vor dem Einschlafen - wenigstens bisher. Diese Zeitspanne gehörte ihr ganz allein, und sie füllte sie mit ihren Lieblingsbeschäftigungen aus. Heute hatte sie die Tür hinter sich zugezogen und das Radio angestellt. Jetzt nahm sie ein Bündel Filzstifte und begann, alles, was ihr einfiel, in ihr Tagebuch zu kritzeln und zu malen.
Marion und ihre beste Freundin Elisabeth führten ein Tagebuch. Elisabeth nannte das ihre ein Journal. Manchmal lasen sie einander daraus vor. Marion hatte den Abschnitt vorgelesen, in dem sie erzählte, wie ihre Mutter und Peter im letzten Jahr geheiratet hatten und wie neugierig sie auf den Stiefvater gewesen war. Elisabeth hatte ihr vorgelesen, wie ihr Bruder ohne Führer-schein mit dem Auto gefahren war. Die beiden hatten keine Geheimnisse voreinander.

Plötzlich hörte sie Peter draußen rufen: "Marion, bist du schon soweit?" Er pflegte in ihr Zimmer zu kommen und sie zuzudecken - wie er sich ausdrückte. Sie hatte sich immer gefreut, wenn er auf ihrer Bettkante saß und mit ihr über die Schule und den Turnunterricht sprach. Er wußte alles über Rolle rückwärts, Überschlag oder wie man ein Rad schlägt. Er hatte sie sogar Schach spielen gelehrt, als sie die Windpocken hatte.

Aber nun hatte sich etwas geändert. Er tat jetzt etwas, was er nie vorher getan hatte. Er griff mit der Hand unter die Decke und berührte ihren Körper. Das sei ihrer beider besonderes Geheimnis, hatte er gesagt und ihr das Versprechen abgenommen, niemals jemandem etwas davon zu erzählen. Sie hatte es versprochen.
Als Marion an diesem Abend seine Stimme hörte, raffte sie das Heft und ihr Schreibzeug zusammen und ließ es unter dem Kopfkissen verschwinden. Sie knipste eilig das Licht aus, zog die Decke über den Kopf und machte die Augen ganz fest zu. Ich tu so, als ob ich schon am Schlafen wäre, dachte sie, dann geht er vielleicht wieder.

Aber das half nicht. Peter öffnete die Tür einen Spalt breit und raunte: "Marion, ich bin hier, um dich zuzudecken. Das hast du doch gern, nicht wahr?"
Sie lag stocksteif da. Sie konnte nicht einmal den Mund aufmachen, um etwas zu sagen. Am liebsten hätte sie gerufen: "Nein, nein, geh weg!"
Peter ließ sich auf der Bettkante nieder und zog die Decke zurück. Er schob ihr Nachthemd hoch und streichelte sie - von den Schultern abwärts über ihren Bauch und bis zu den Schenkeln. Sie hätte sich am liebsten die Decke bis unters Kinn gezogen und ihm gesagt, er solle aufhören und gehen.

Aber sie konnte sich nicht rühren. Es war wie in einem Alptraum.
Dann zog Peter ihr Nachthemd sanft wieder herunter, deckte sie zu und flüsterte: "Denk dran, Liebes, das ist unser kleines Geheimnis. Versprich mir, daß du niemandem davon erzählst, auch nicht deiner Mami!"

Marion fühlte sich elend. Sie war aufgeregt und niedergeschlagen zugleich. Warum tat er das bloß? Und warum mußte es ein

Geheimnis bleiben, fragte sie sich.

Sie brauchte jemanden, der ihr half, damit fertig zu werden. Elisabeth wußte über alles Bescheid; sie würde ihr helfen können.

Am nächsten Tag gingen Marion und Elisabeth durch den Park und spielten auf dem Kinderspielplatz.
Eine Weile standen sie bei den Schaukelkörbchen für die ganz Kleinen, drehten die Schnüre, an denen sie aufgehängt waren, zu Spiralen und ließen sie dann los, so daß sie sich von selbst wieder entwirrten.

Marion warf sich ins Gras. "Ich bin richtig durchgedreht", sagte sie.
Aber Elisabeth blieb ungerührt. Sie kramte in ihrer Schultasche und grub einen Apfel aus, den sie von der Mittagsmahlzeit übrigbehalten hatte. "Willst du mal beißen?" fragte sie.
"Lieber nicht, danke", antwortete Marion.
Elisabeth schlug ihr Journal auf.
"Hier habe ich einen Eintrag, den ich dir vorlesen muß!" erklärte sie.
Marion hörte sich Elisabeths Bericht über

einen Geheimclub in der Schule an. Aber innerlich war sie mit einem anderen Geheimnis beschäftigt.
"Elisabeth", unterbrach sie die Freundin, "was würdest du tun, wenn du ein wirklich schreckliches Geheimnis hättest?"
"Schrecklich? Wie schrecklich? Lies mal vor!"
"Es steht nicht im Tagebuch. Ich hab es noch niemandem erzählt. Ich habe Angst, es aufzuschreiben!"
"Los, sag schon, Marion. Ich erzähle dir auch alles."
"Ja, aber das ist was anderes. Es ist wegen Peter. Es ist wirklich ein Geheimnis, und ich habe ihm versprochen, keinem etwas zu sagen."
"Wegen Peter? Deinem Stiefvater? Was ist denn mit ihm?"
"Weißt du, wenn meine Mutter nicht da ist, dann kommt er abends in mein Zimmer. Er sagt, er will mich zudecken..."
Marion schlug die Augen nieder, jetzt kam der schwierige Teil. "Aber eigentlich will er mich nur unter meinem Nachthemd anfassen", sagte sie.
"Meinst du: überall?" fragte Elisabeth.

Marion war verlegen.

"Ja, schon. Manchmal faßt er mich sogar da unten an... na, du weißt schon", fügte sie hinzu.
Elisabeth hörte auf zu essen. "Das ist ja eklig. Was machst du denn dann?"
"Nichts", antwortete Marion. "Ich weiß einfach nicht, was ich machen soll."

"Du solltest es deiner Mutter sagen."
"Das kann ich eben nicht, Peter will das nicht. Ich glaube, sie würde böse mit mir sein."
"Dann erzähl es jemand anderem!" meinte Elisabeth.
Marion dachte eine Weile darüber nach.
"Und wenn mir keine glaubt?"
"Bei so was würdest du aber bestimmt nicht lügen!" sagte Elisabeth. "Laß uns überlegen. Vielleicht fällt uns doch jemand ein, die oder der dir glaubt."
"Zu wem, meinst du, soll ich denn gehen?" fragte Marion.
"Zu Frau Müller-Wegner, unserer Klassenlehrerin, zum Beispiel. Oder zu Frau Andersen; oder zu deiner Tante Ilse, oder zu

meiner Mutter. Ich wette, die glaubt dir. Da gibt's massenhaft Leute."
Marion fühlte sich schon viel besser. Elisabeth war wirklich eine fabelhafte Freundin, dachte sie.
"Ich glaube, ich werde es Frau Müller-Wegner erzählen", sagte sie.
"Na gut", meinte Elisabeth, "ich komme mit und warte draußen auf dich."
Am nächsten Tag wartete Marion nach Schulschluß auf ihre Klassenlehrerin, um mit ihr allein zu sprechen. Sie erzählte ihr, daß sie nicht gern mit ihrem Stiefvater Peter allein sei.

"Warum denn nicht?" fragte Frau Müller-Wegner, "kannst du mir den Grund verraten?"
"Das ist schwierig. Peter hat mir erklärt, es müsse ein Geheimnis bleiben, und ich habe ihm versprochen, es niemandem weiterzuerzählen", sagte Marion.
"Vielleicht bist du froh, wenn du darüber gesprochen hast", meinte Frau Müller-Wegner. "Es gibt Geheimnisse, die man besser nicht für sich behält."
"Also... " fing Marion zögernd an und fuhr

dann mutig fort: "manchmal, wenn wir allein sind, dann faßt er mich an... überall. Ich mag es nicht, und ich fürchte mich davor."
Frau Müller-Wegner hörte aufmerksam zu.
"Es ist richtig, daß du dich mir anvertraust, Marion. Dein Körper gehört dir, und niemand hat das Recht, dich so zu berühren. Es ist Peters Geheimnis, nicht das deine."
"Was soll ich jetzt tun?" fragte Marion.
"Du kannst zu ihm sagen: Ich mag nicht, daß du mich so anfaßt. Aber das wichtigste hast du gerade getan: Du hast dich jemandem anvertraut, jemandem wie mir, der dir helfen kann."
"Aber wie denn?" fragte Marion.
"Allein werden wir damit nicht fertig werden", erklärte ihr die Lehrerin, "aber es gibt Leute, die dir helfen können, wenn wir ihnen erst erzählt haben, was geschehen ist."

"Und wer ist das?" fragte Marion.
"Es gibt Anwälte und andere Personen, die sich um die Kinder kümmern und sie beschützen. Sie werden Peter klarmachen, daß er dich nicht belästigen darf, und ihm beibringen, daß er etwas Unrechtes getan hat. Auch deine Mutter kann helfen. Alles wird

wieder gut, auch wenn es Zeit braucht." Die Lehrerin legte den Arm um Marions Schultern. "Ich werde dir helfen, und wir werden es gemeinsam durchstehen."
Elisabeth wartete auf dem Schulhof. Die beiden Mädchen gingen durch den Park zum Kinderspielplatz.
"Ich bin richtig froh, daß ich mit jemandem darüber gesprochen habe", sagte Marion. "Jetzt ist mir wieder wohler."
Elisabeth lachte fröhlich. "Möchtest du mal beißen" fragte sie und hielt Marion ihren Apfel hin. "Ich muß dir unbedingt meine letzte Eintragung vorlesen!"
Marion biß ein Stück ab und setzte sich auf eine Schaukel, um zuzuhören.